Inka Jochum

Nie mehr müde

Mit Leichtigkeit mehr Lebensenergie
nach der Methode von Zhi Chang Li

nymphenburger

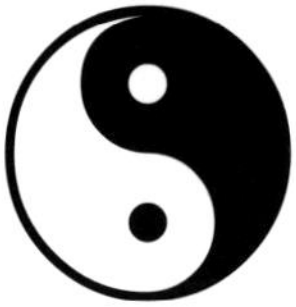

Der Mensch ist von Qi umgeben
und das Qi ist im Menschen.
Das Qi der Natur ist in uns
und wir leben im Qi der Natur.
Das Qi des Kosmos ist in uns
und wir sind
im Qi des Kosmos enthalten.

Inhalt

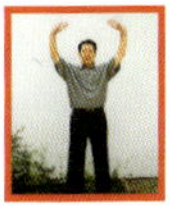

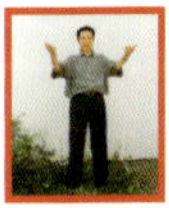

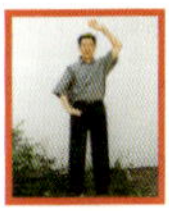

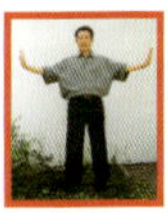

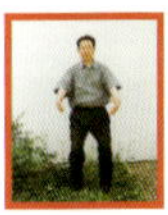

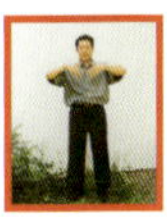

Einführung

Natürliche Lebendigkeit, Vitalität, energievolle Ausstrahlung und kraftvolles Auftreten sind in jedem Menschen angelegt. Jeder hat alles mitbekommen. Trotzdem nutzt kaum jemand sein volles Energiepotenzial.

In der asiatischen Philosophie geht man davon aus, dass man durch gezielte Übungen den Körper in Harmonie bringen kann, um sich wohl zu fühlen und energievoll zu sein.

Harmonie im Menschen

Harmonie im Menschen entsteht, wenn man in den Organen und in den Energiebahnen die so genannte Yin- und Yang-Energie in Balance bringt. Das nennt man dann Gesundheit. Vereinfacht gesagt, ist Yin die weibliche Energie, kühl, Yang die männliche Energie, warm.

Müdigkeit ist meistens nichts anderes als eine Yang-Schwäche in mehreren Organen, d.h. in mehreren Organen ist die Yin- und Yang-Energie nicht in Harmonie. Durch einfache Übungen kann dieses Ungleichgewicht beseitigt werden. Je mehr wir unsere Energien wahrnehmen, desto bewusster können wir mit ihnen umgehen, d.h. Überforderungen genauso vermeiden wie Unterforderungen. Im Westen wird meist der totale Arbeitseinsatz gefordert, was am Abend völlige Erschöpfung zur Folge hat. Aus dem Osten kommen nun die vielseitigen Lehrangebote, mit der vorhandenen Energie achtsam umzugehen, wesentlich früher den Erschöpfungszustand auszugleichen, d.h. nach jeweils neunzig Minuten eine kurze Pause einzulegen und tief und bewusst durchzuatmen. Ein Beispiel dafür, wie wenig ein Mensch mit sich und seinen Energien im Einklang steht bzw. seine wechselnde Tageskondition wahrnimmt, ist der Olympiamedaillengewinner, der beim Joggen im Englischen Garten am plötzlichen Herztod starb. Beobachten Sie deshalb täglich Ihre Tageskondition und richten Sie sich nach dieser aus. Schulen Sie Ihr Körperbewusstsein und Ihre Sensibilität durch einhalten, anhalten und wahrnehmen.

Energie wahrnehmen lernt man mit Energieübungen, wie sie in diesem Buch vorgestellt werden.

Körperliche, geistige und seelische Müdigkeit

Auch bei der Müdigkeit unterscheidet man einen körperlichen, einen geistigen und einen seelischen Bereich. Deshalb ist es wichtig, dass Sie sich, wenn Sie sich müde fühlen, auch Zeit nehmen zu hinterfragen, wodurch bei Ihnen die Müdigkeit hervorgerufen wird. Wie sehr diese drei Bereiche ineinander greifen, hat wahrscheinlich jeder schon erlebt: Ist man verliebt, braucht man viel weniger Schlaf und hat ungeahnte Kraftreserven.

Im Folgenden werden Übungen aus dem Stillen Qi Gong vorgestellt. Sie basieren auf der Lehre von Meister Zhi Chang Li.

Er erreichte in seiner Ausbildung in Traditioneller Chinesischer Medizin und Qi Gong elf verschiedene Meisterschaften und praktizierte einundzwanzig Jahre als Akupunkturarzt und Qi-Gong-Heiler in Beijing. 1988 kam er nach Deutschland, um das Stille Qi Gong im Westen zu verbreiten.
Die Begegnung mit Meister Zhi Chang Li hat mir als Sport-, Yoga- und Tai-Chi-Lehrerin eine vollkommen neue Dimension eröffnet. Seine Offenheit, sein liebevolles, differenziertes Unterrichten mit unterstützend-korrigierender Energie und seine einzigartigen Kenntnisse haben mich zutiefst berührt und verändert.
Ein kleiner Teil seiner vielschichtigen Unterrichtspraxis wird in diesem Buch vorgestellt: der Kleine Energiekreislauf und die Sechs Heilenden Laute. Sie sind ein wichtiger Bestandteil seiner Ausbildungskurse und Seminare und tragen im Besonderen zu einer schnellen und differenzierten Harmonisierung der Körperenergien bei. Nach regelmäßigem Üben stellt sich immer sofort eine deutlich spürbare Vitalisierung im Körper ein. Müdigkeit ist dann kein Thema mehr.

Harmonisierung der Körperenergien

Qi – die Lebensenergie

Qi ist eine bisher nicht messbare, doch alles durchdringende und wahrnehmbare Lebensenergie.

Mit Qi bezeichnet die chinesische Lebensphilosophie die dynamische Antriebskraft für alle physiologischen Funktionen und Lebensvorgänge im menschlichen Organismus. Bei den Japanern wird sie Ki genannt, bei den Indern Prana.

Qi ist Leben. Qi ist überall.

Qi ist Leben. Qi ist überall. Mit jeder Nahrung nehmen wir auch Qi zu uns; mit zu viel Aktivität können wir unser Qi vermindern; als Anlage bekommen wir Qi von unseren Eltern; je nachdem, ob wir am Meer geboren sind oder in den Bergen, erhalten wir unterschiedliches Qi. Qi nimmt man mit jedem Atemzug auf und besonders durch die Vorstellungskraft kann man es noch intensivieren.

Dieses Qi ist als Reservoir in uns. Himmel, Erde und Mensch bilden eine Ganzheit. Der Mensch kann die Yang-Energie des Himmels und die Yin-Energie der Erde in sich aufnehmen und verbinden. Ebenso kann er einen Spaziergang im Wald in eine intensive Qi-Gong-Übung verwandeln und das Qi von Bäumen und Blumen in sich aufnehmen.

Der Hauptenergiespeicher ist das untere Dan-Tien, „das Gehirn im Bauch“. Sie können es fühlen. Unterteilen Sie den Bereich vom Nabel zum Schambein in fünf Teile. Das untere Dan-Tien liegt im zweiten Bereich vom Schambein aus gesehen, im vierten Bereich vom Nabel aus gesehen – also sehr tief.
Das mittlere Dan-Tien befindet sich auf dem Brustbein in Brustwarzenhöhe; das obere Dan-Tien ist zwischen den Augenbrauen angesiedelt, wird auch als drittes Auge bezeichnet und ist als geistiges Zentrum von immenser Bedeutung.

Die Energiepforten des Menschen

Der Mensch gibt ständig verbrauchte Energie ab und nimmt frisches Qi auf. Besonders wichtig hierfür sind drei Pforten: die Erdpforte, die Menschenpforte und die Himmelspforte. Die Erdpforte befindet sich in der Fußmitte unter dem Ballen; die Menschenpforte in der Handmitte und die Himmelspforte auf der Mitte der Schädeldecke (Scheitelpunkt oder Kronenchakra). Und noch ein weiterer Punkt ist wichtig: der Hui Yin Punkt, der die Erdpforte über den Zentralkanal mit der Himmelspforte verbindet (Abb. S. 14).
Qi Gong ist eine Jahrtausende alte Tradition, die Übungen aus dem daoistischen und aus dem buddhistischen Kontext und aus der Zeit Konfuzius' beinhaltet. Deshalb gibt es verschiedenartige Qi-Gong-Traditionen. Der hier im Buch vorgestellte Kleine Energiekreislauf und die Sechs Heilenden Laute kommen aus der daoistischen Qi-Gong-Tradition. Sie gehören zum so genannten Stillen Qi Gong. Es wird einer feinstofflicheren Form des

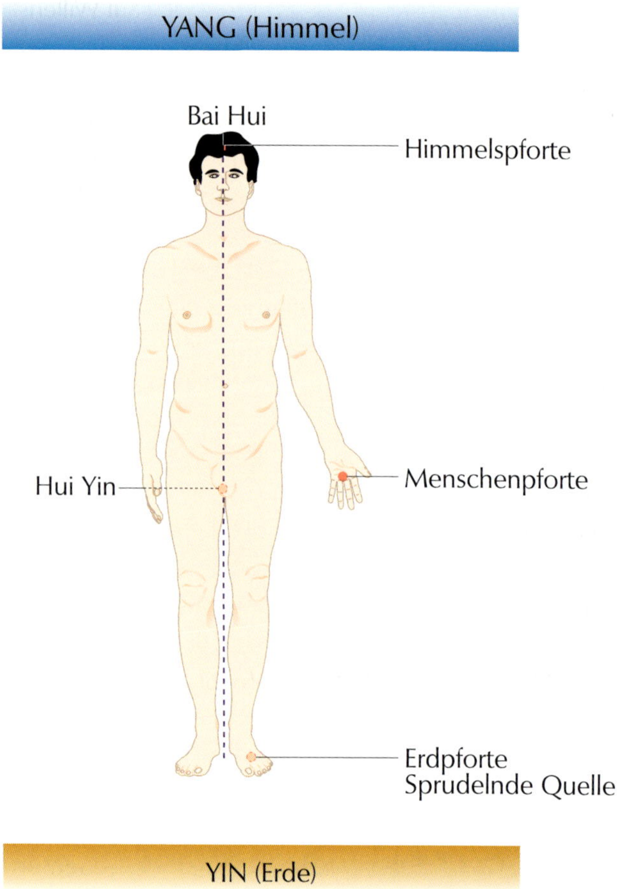
YANG (Himmel)
Bai Hui
Himmelspforte
Hui Yin
Menschenpforte
Erdpforte
Sprudelnde Quelle
YIN (Erde)

Qi-Gong zugeordnet, da es hauptsächlich auf Willenskraft, Konzentration und Vorstellungskraft basiert.
Gong bedeutet Übung bzw. Training, vollbrachte Arbeit und Kunstfertigkeit, d.h. das Üben mit der Lebensenergie.
Qi Gong ist eine ganzheitliche Methode, um das Qi im Körper zu harmonisieren. Das Stille Qi Gong setzt im Besonderen den „Qi-Gong-Zustand" als Übungsbasis voraus. Der „Qi-Gong-Zustand" ist Ruhe und Stille, Heiterkeit und Gelassenheit.
Ruhe, Stille und Heiterkeit sind also die Voraussetzungen zum Qi-Gong-Üben. Lächeln Sie also mindestens sieben Mal täglich. Stellen Sie sich immer wieder vor, alle Poren lächeln (84.000!) wie kleine Sonnen; Ihre Gelenke lächeln; Ihre Organe lächeln; Ihr unteres Dan-Tien lächelt; Ihr mittleres Dan-Tien lächelt; Ihr oberes Dan-Tien lächelt; Ihr Lächeln verbindet sich mit liebevoller Energie, verbreitet sich in Ihrem Raum, wächst darüber hinaus über Dorf, Stadt, Land bis über den Rand des Kosmos hinaus.

Lächeln Sie mindestens sieben Mal täglich.

Lächeln macht vital.
Das Stille Qi Gong kann jeder Mensch, unabhängig von Herkunft und Alter, erlernen. Regelmäßiges Üben dient der Schulung der Wahrnehmung lebensgrundsätzlicher Zusammenhänge und ist letztlich eine Übung mit der inneren Substanz des Menschen.
Durch Qi-Gong-Üben entwickelt man mehr Lebensenergie, die Selbstheilungskraft wird gestärkt, mit längerem Üben kann man

die Energie dahin lenken, wo sie gebraucht wird, nach sehr langem Üben, wenn das eigene Enegiepotenzial sehr hoch ist, kann man andere heilen.

Mehr Lebensengergie durch Qi-Gong-Üben

Müdigkeit ist ein Zeichen für mangelnden Qi-Fluss im Körper. Ist man müde, sind die Energiebahnen nicht durchlässig. Sind sie durchlässig, ist man nicht müde. Es kann beim Üben durchaus zu Schmerzen kommen. Das können oft jahrelang zurückliegende Unfälle oder Krankheiten sein. Da gibt es nur einen Rat: Beharrlich weiterüben. Und die Erfahrung zeigt, dass sich die Schmerzen mit intensivem Üben mehr und mehr auflösen.

Energiebahnen

Energie fließt auf so genannten Energiebahnen vom Himmel zur Erde. Energie fließt auch vom Himmel durch den Menschen durch energetische Linien in seinem Körper zur Erde. Und umgekehrt von der Erde zum Himmel. Diese Energiebahnen wurden vor ca. zehntausend Jahren von hellsichtigen Menschen gesehen, und aus der Wahrnehmung dieser Energiebahnen, die auch Meridiane genannt werden, ist die Traditionelle Chinesische Medizin und auch die Akupunktur entstanden. Das Stille Qi Gong arbeitet mit den Energiebahnen, die auch in der Akupunktur benutzt werden. In der Akupunktur werden Blockaden durch Setzen der Nadeln an Energiepunkten gelöst, im Stillen Qi Gong wird das Lösen der Blockaden durch Anregung des Qi-Flusses mittels Vorstellungskraft bewirkt.

Die Arbeit mit den Energiebahnen

Nach Vorstellung der Traditionellen Chinesischen Medizin entstehen Krankheiten, wie bereits erwähnt, u.a. durch Yang- bzw. Yin-Schwächen. Solche Yang- bzw. Yin-Schwächen können durch Qi-Gong-Üben ausgeglichen werden. Hierfür ist jedoch eine Grundkenntnis des Meridiansystems erforderlich.

Die Königslinien der Meridiane

Auf der vorderen Körperseite verläuft die Bahn des Yin-Meridians (Ren Mai, Dienergefäß) und am Rücken entlang der Wirbelsäule die des Yang-Meridians (Du Mai, Lenkergefäß). Sie sind die Königslinien und von immenser Bedeutung, das Großprinzip von Yin und Yang.
Unser Körper weist sechs Meridian-Paare bzw. zwölf Meridiane auf:

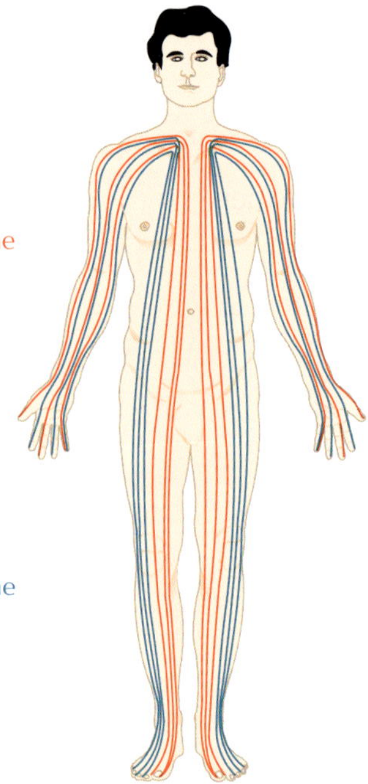

Die Energiebahnen sind mit den Organen verbunden. In beiden Armen verlaufen jeweils drei Yin-Meridiane:

1. Lunge (Daumen) **Yin**
2. Meister des Herzens (Mittelfinger)
3. Herz (kleiner Finger)

Und drei Yang-Meridiane:

1. Dünndarm (kleiner Finger) **Yang**
2. Dickdarm (Zeigefinger)
3. Dreifacherwärmer (Ringfinger)

Ebenso in den beiden Beinen drei Yin-Meridiane:

1. Niere (Sprudelnde Quelle) **Yin**
2. Leber (große Zehe)
3. Milz (große Zehe)

Und drei Yang-Meridiane:

1. Magen (Mittelzehe) **Yang**
2. Gallenblase (in der vierten Zehe)
3. Blase (Ferse/kleine Zehe)

Die Meridiane enden in den Fingerspitzen, neben dem Nagelbett. Im Daumen der Lungenmeridian, im Zeigefinger der Dickdarmmeridian, im Mittelfinger der Meister des Herzens (Kreislauf-/Sex-Meridian), im Ringfinger der Dreifacherwärmer (sorgt für Wärmeausgleich Kopf-Rumpf-Beine), im kleinen Finger an der Innenseite der Herzmeridian, an der Außenseite der Dünndarmmeridian.

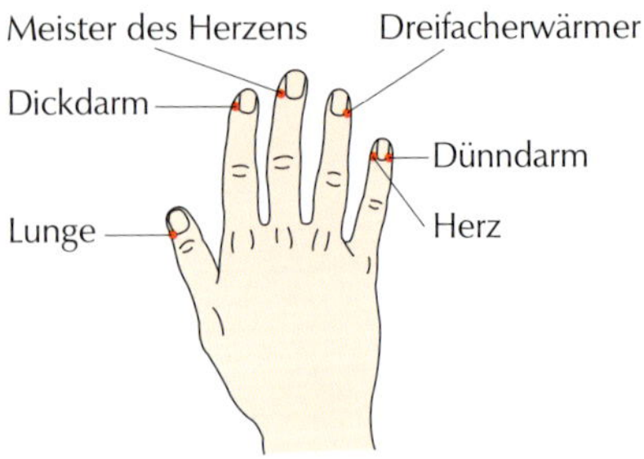

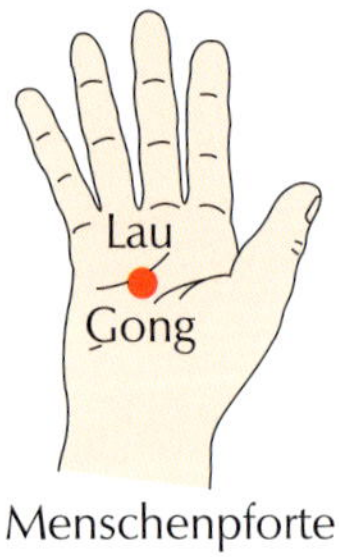

Auch in den Füßen enden Meridiane: der Nierenmeridian in der Fußmitte (Sprudelnde Quelle), der Milzmeridian und der Lebermeridian in der großen Zehe, der Magenmeridian in der zweiten Zehe, der Gallenmeridian in der vierten und der Blasenmeridian in der Ferse/kleinen Zehe.

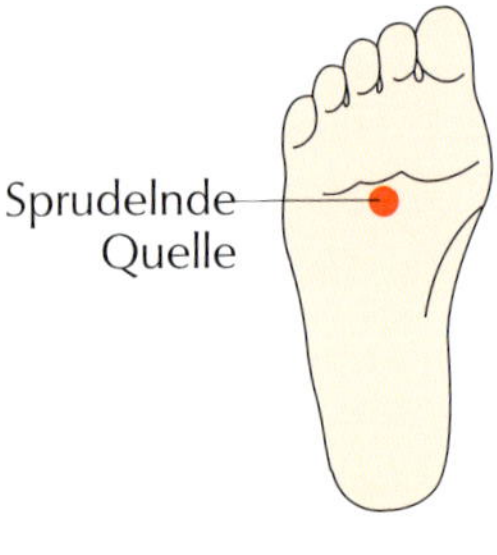

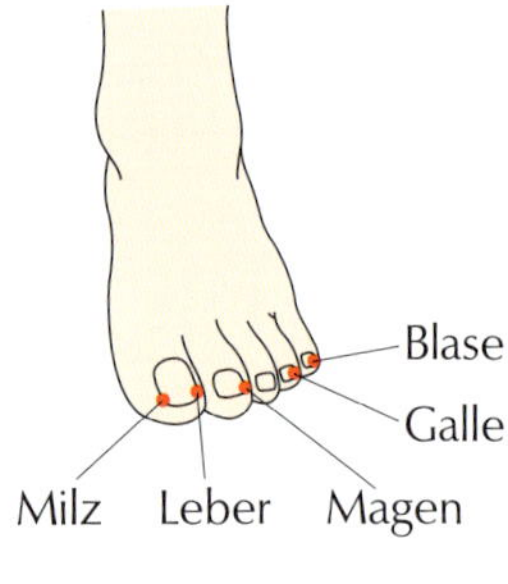

Das Gesamtmeridian-System des Menschen im Überblick:

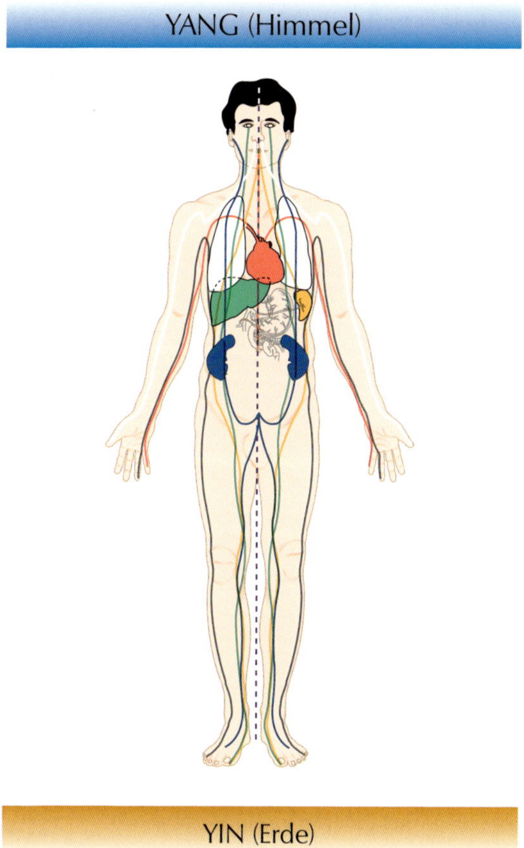

Der Kleine Energiekreislauf

Der Kleine Energiekreislauf ist eine der grundlegenden daoistischen Übungen. Es gibt Qi-Gong-Traditionen in China, in denen man „nur" den kleinen Energiekreislauf täglich übt, um Gesundheit und auch die Meisterschaft der Wahrnehmung des Qi-Flusses in den Energiebahnen zu erlangen. Dies verdeutlicht, wie wichtig diese Übung ist.

Der kleine Energiekreislauf verbindet die großen Königslinien.

Der Kleine Energiekreislauf verbindet die im vorigen Kapitel erwähnten großen Königslinien: den auf der Rückseite verlaufenden Yang-Meridian Du Mai mit dem auf der Vorderseite befindlichen Yin-Meridian Ren Mai.

Zu Beginn des Übens stellen wir uns an der Außenseite der Hautoberfläche einen kleinen Pfad vor, der die neun Punkte des Kleinen Energiekreislaufs verbindet. Mit längerem Üben wird dieser Pfad zu einer Straße und dann zu einer Autobahn. Erst verbreitert er sich nach außen, mit weiterem Üben auch nach innen, die Wahrnehmung vertieft sich. Qi wird mit der Vorstellungskraft geleitet.

Wie bei jeder Übung ist vor Beginn ein starkes Bemühen um den Qi-Gong-Zustand erforderlich, d.h. Stille, Ruhe, Gelassenheit und Heiterkeit: Sie sollten wenigstens sieben Mal am Tag lächeln. Durch das Lächeln wird das Qi in den Energiebahnen leichter zum Fließen gebracht, die vorhandenen Energieblockaden werden durchlässig und danach aufgelöst. Das Qi muss dem Übenden gehorchen.

Durch Lächeln wird das Qi zum Fließen gebracht.

Der Kleine Energiekreislauf reichert uns mit Qi an, deshalb ist es am besten, man übt morgens, da sensible Menschen sonst unter Schlafstörungen leiden können. In meiner langjährigen Praxis kenne ich jedoch auch viele, die den Kleinen Energiekreislauf vor dem Einschlafen praktizieren. Dabei ist zu beachten, dass die sieben Abschlussübungen komplett weggelassen werden.

Im Prinzip kann man den Kleinen Energiekreislauf überall durchführen, in der U-Bahn, auf dem Fahrrad, im Auto, im Flugzeug etc. Es ist keine Yoga-Matte erforderlich: Sie entspannen das Obere Dan-Tien (drittes Auge), lassen die Außenlider sinken (entspannt den gesamten Kopfbereich) und nehmen leicht die Mundwinkel nach oben (entspannt den gesamten Hals- und Brustbereich).

Ihre Hauptaufmerksamkeit befindet sich im Unteren Dan-Tien. Wenn Sie wirklich auf der Straße üben, sollten Sie bitte nicht die Augen schließen. So können Sie jedes ungeduldige Warten auf den Zug, auf den Bus oder die Straßenbahn in einen Energiezuwachs verwandeln und begegnen allen Herausforderungen des Lebens mit Ruhe und Gelassenheit.

Meister Zhi Chang Li empfiehlt zum Beispiel, vor dem Fernsehen die Aufmerksamkeit in das Untere Dan-Tien zu lenken, den Qi-Gong-Zustand zu erreichen, um eventuell auftretende Schäden auszuschalten.

Den Kleinen Energiekreislauf kann man auf einem Stuhl, im Schneidersitz, im Yogasitz, auf den Knien oder im Liegen durchführen. Meister Zhi Chang Li empfiehlt, sich zu Beginn aufrecht auf einen Stuhl zu setzen, anlehnen ist durchaus erlaubt, da Entspanntsein und Heiterkeit die Voraussetzung zu richtigem Üben sind. Nur durch Stille, Ruhe und Gelassenheit kann man anfangs das Strömen der Energie wahrnehmen.

Stille, Ruhe und Gelassenheit

Der Qi-Gong-Zustand

Setzen Sie sich auf einen Stuhl, ganz entspannt. Sie können sich ruhig anlehnen, die Oberschenkel möglichst im Neunzig-Grad-Winkel zur Leiste, d.h. beide Fußsohlen müssen gut den Boden berühren. Wer mit den Füßen nicht auf den Boden kommt, sollte eine Decke unterlegen. Beide Füße parallel und hüftbreit auseinander stellen.

Beide Handflächen ruhen nach oben geöffnet auf der Mitte der Oberschenkel.

Die Zehen ergreifen drei Mal den Boden. Damit wird die Sprudelnde Quelle (Yongquan-Punkt) geöffnet, die in Verbindung mit dem Nierenmeridian steht.

Dann richten Sie Ihre Aufmerksamkeit auf die Partie zwischen den beiden Augenbrauen, auf das Obere Dan-Tien. Versuchen Sie sich vorzustellen, wie ein Schleier sich öffnet.
Lassen Sie die Außenlider sinken.
Ziehen Sie ganz leicht die Mundwinkel nach oben, das Gesicht trägt ein leichtes Lächeln. Dieses Lächeln breitet sich in Ihrem gesamten Körper aus, in allen Poren, allen Gelenken, allen Knochen, allen Muskeln, allen Organen.
Die Zunge liegt am oberen Zahnrand, je nach Qi-Kapazität kann sie jedoch auch in die Mittellage sinken oder nach unten.
Der Atem wird nicht beachtet, der Atemfluss sollte jedoch bei fast geschlossenem Mund langsam und ruhig durch die Nasenlöcher ein und aus zirkulieren.
Richten Sie nun Ihre Aufmerksamkeit auf die einzelnen Punkte und verbinden Sie sie.

Die neun Punkte des Kleinen Energiekreislaufs

1. Das Untere Dan-Tien (Xia Dan-Tien)

   Richten Sie Ihre Aufmerksamkeit auf das Untere Dan-Tien (siehe Seite 27), Ihren Hauptenergiespeicher im Unterbauch. Er ist auch die Mitte zwischen Himmel und Erde. Hier liegt Ihr ureigenstes Kraftreservoir mit Ihren ganz individuellen Anlagen.

2. Der Dammpunkt (Huiyin)

   Der Dammpunkt liegt hinter den Genitalien, vor dem After. Er ist der Beginn der Achse des Zentralkanals, der zum Scheitelpunkt führt. Durch ihn ist man mit dem Yin der Erde verbunden, über diesen Punkt sammelt man Energie in den Unteren Speicher.

3. Der Steißbeinpunkt (Weilü)

   Er liegt unter der äußersten Spitze des Steißbeins und ist wichtig für Yang-Qi bei Männern und Frauen.

4. Tor des Lebens (Mingmen)

   Das Tor des Lebens liegt in der Gegend der Niere, genau dem Nabel gegenüber. Sein Name verdeutlicht schon seine Wichtigkeit.

5. Der Brustwirbelpunkt (Dazhui)

   Er liegt zwischen dem ersten und zweiten Brustwirbel. Ist diese Partie durchlässig, haben Sie auch entspannte Schultern.

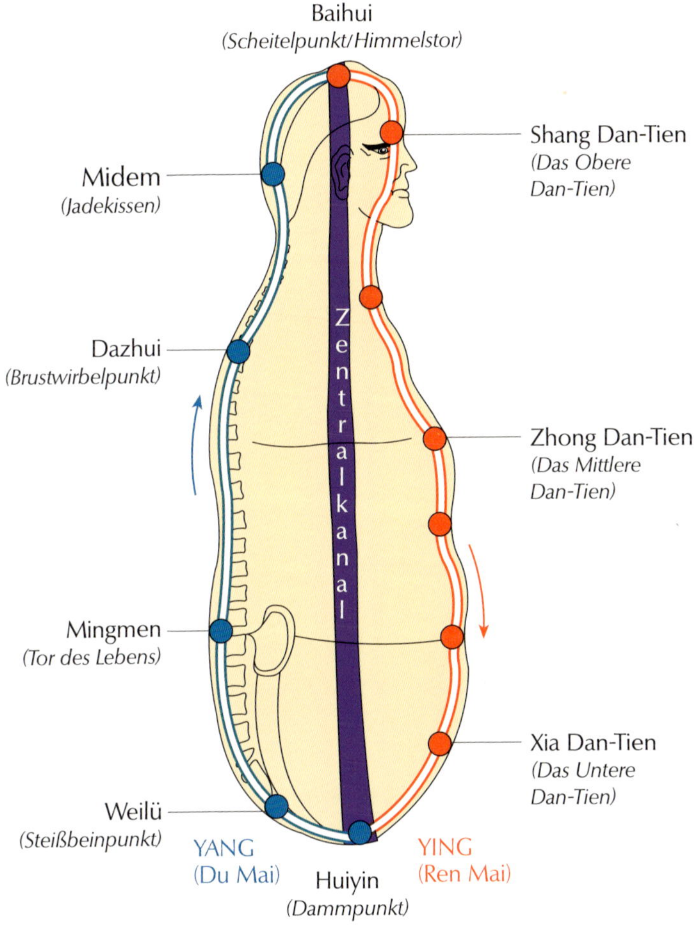
Baihui
(Scheitelpunkt/Himmelstor)
Shang Dan-Tien
(Das Obere Dan-Tien)
Midem
(Jadekissen)
Dazhui
(Brustwirbelpunkt)
Zentralkanal
Zhong Dan-Tien
(Das Mittlere Dan-Tien)
Mingmen
(Tor des Lebens)
Xia Dan-Tien
(Das Untere Dan-Tien)
Weilü
(Steißbeinpunkt)
YANG
(Du Mai)
Huiyin
(Dammpunkt)
YING
(Ren Mai)

6. Das Jadekissen (Midem)
   Das Jadekissen ist der Bereich der beiden Hinterhauptbeine am Hinterkopf. Seine Durchlässigkeit ist von immenser Bedeutung, um dem Altern entgegenzuwirken, das in der Halswirbelsäule beginnt.
7. Der Scheitelpunkt oder Himmelstor (Baihui)
   Der Scheitelpunkt liegt auf der Kopfmitte. Er wird auch Himmelstor genannt, weil durch ihn das Yang des Himmels aufgenommen wird. Im Unteren Dan-Tien wird es mit der Yin-Energie der Erde vermischt.
8. Das Obere Dan-Tien (Shang Dan-Tien)
   Das Obere Dan-Tien befindet sich an der Nasenwurzel zwischen den Augenbrauen. Es ist der oberste Qi-Speicher und wird auch das dritte Auge genannt. Intuition und geistige und übersinnliche Wahrnehmungen sind hier angelegt.
9. Das Mittlere Dan-Tien (Zhong Dan-Tien)
   Das Mittlere Dan-Tien liegt auf Herzhöhe auf dem Brustbein und ist ebenso wie das Obere und Untere Dan-Tien ein Qi-Reservoir. Es wird der liebevollen Zuwendung zugeordnet.

Dann richten Sie Ihre Aufmerksamkeit wieder auf das Untere Dan-Tien und beginnen von neuem.
Wenn man den Kleinen Energiekreislauf bei starker Menstruation und in der Schwangerschaft (mit Erlaubnis des Arztes) übt, beginnt und endet der Kleine Energiekreislauf im Mittleren Dan-Tien.

Die sieben Abschlussübungen

Die Abschlussübungen aktivieren noch einmal alle Meridiane, weil sich während des Übens Qi in den Handflächen angesammelt hat. Alle Übungen werden mehrmals wiederholt. Meister Zhi Chang Li empfiehlt nach alter chinesischer Tradition: junge Mädchen sechs Mal, alte Frauen acht Mal, junge Männer sieben Mal, alte Männer neun Mal. Diese Zahlen gehen zurück auf das I Ging, das großartige alte Orakelbuch, das größtenteils dem Meister Laotse zugeordnet wird.

1. Hände reiben

   Die Hände sanft reiben und feststellen, wie sich die Handinnenfläche nun anfühlt. Die Mittelfinger streichen ab und zu über den Handrücken hinaus, um Blockaden am Handgelenk zu verhindern.

2. Gesicht und Hals ausstreichen

   Mit beiden Handflächen von oben nach unten über das Gesicht streichen, ruhig mit der Vorstellung, die Falten zu glätten, und den Hals nicht vergessen. Im Gesicht befinden sich auch sehr viele Meridian-Endpunkte, denen man so Qi zuführt.

3. Kopfhaut ausstreichen

   Mit den Fingerkuppen vom Haaransatz über die Mitte des Kopfes nach hinten bis über das Jadekissen hinaus streichen, ebenso vom seitlichen Haaransatz über die Ohren nach hinten über das Jadekissen hinaus streichen. Auch hier enden Meridiane, denen so Qi zugeführt wird.

4. Kopf klopfen

   Mit den Händen eine Art Körbchen bilden und die Daumen an die Zeigefinger anlegen. Mit diesen Körbchen den Kopf kräftig von oben über das Jadekissen hinaus klopfen. Die Erschütterung bewirkt ein weiteres Öffnen des „Himmeltors" (Scheitelpunkt), so kann weitere Yang-Energie des Himmels aufgenommen werden.

5. Ohren massieren

   Mit den Fingerkuppen das gesamte Ohrläppchen massieren. Den oberen Rand des Ohrs, den mittleren Rand des Ohrs und das Ohrläppchen wiederholt kräftig massieren sowie auch die innere Ohrmuschel und die Ohrrückseite. In der Traditionellen Chinesischen Medizin wird das Ohr mit der Form des Fötus verglichen. Durch das Massieren werden alle Organpunkte mit Qi angereichert.

6. Brustwirbel reiben

   Den linken Arm heben und mit dem Zeige- und Mittelfinger kräftig zwischen dem ersten und zweiten Brustwirbel reiben. Der Ellbogen sollte möglichst weit nach außen und rückwärts gedehnt werden. Da der Alterungsprozess im Hals beginnt und diese Stelle meist schlecht durchblutet ist, empfiehlt es sich, vor dem Reiben den gesamten Hals- und Nackenbereich kräftig zu massieren, bis zum Jadekissen.

7. Der Kranich nimmt das Wasser auf

Das Kinn beschreibt ein vertikales Oval. Dieses Kreisen des Kopfes ist wie eine Wiederholung des Kleinen Energiekreislaufs. Befindet sich das Kinn dabei oben, verbinden wir uns mit dem Scheitelpunkt, befindet sich das Kinn unten, verbinden wir uns mit dem Dammpunkt.

Die Sechs Heilenden Laute

Die Sechs Heilenden Laute gleichen die Yin-/Yang-Schwächen im Körper aus.

Die Sechs Heilenden Laute hat Meister Zhi Chang Li von einem seiner Meister, von Ma-Litang, übernommen. Sie stammen aus sehr früher daoistischer Tradition. In jedem Organ kann es zu kalt oder zu heiß sein. Um diese Yin-/Yang-Schwächen auszugleichen, sind diese Sechs Heilenden Laute äußerst wirksam. Ihr Energiemangel bzw. Ihre Müdigkeit basieren, wie wir gesehen haben, auf einer Unausgewogenheit in den Organen.

Normalerweise haben wir überhaupt keinen Bezug zu unseren Organen, durch die Sechs Heilenden Laute bauen wir allmählich eine Beziehung zu ihnen auf und schulen eine Bewusstheit über das jeweilige Organ-Qi.

Jedem Organ wird ein bestimmter Laut zugeordnet. Diese Art des Übens nennt man Nei-Gong. Das innere Organ-Qi wird zum verstärkten Fließen gebracht, die durch den Stimmeinsatz bewirkte Vibration im Kehlkopf, in den Stimmbändern, in den Nasennebenhöhlen, im gesamten Kopfraum, im Rumpf und im Zwerchfell wird deutlich wahrgenommen.

In der Traditionellen Chinesischen Medizin wird jedem Organ auch ein Element zugeordnet. Diese Elemente sind Holz, Feuer, Erde, Metall und Wasser. Das gesamte Universum, der Mensch eingeschlossen, ist aus diesen fünf Elementen aufgebaut. Beim Sterben löst sich der Mensch wieder in diese fünf Elemente auf.

Das Universum ist aus fünf Elementen aufgebaut.

Jedes Element tritt in einer der vier Jahreszeiten verstärkt auf, weshalb sich die heilende Wirkung eines Lautes in der ihm zugeordneten Jahreszeit noch verstärken kann. Wenn Sie z.B. im Frühling die Sechs Heilenden Laute üben, profitiert im Besonderen die Leber, da der Frühling und die Leber beide dem Element Holz zugeordnet sind.

Ebenso ist jeweils eine Farbe zu einem Organ zugehörig. Durch die Energie der Farbe wird das Ausgleichen in den Meridianen noch verstärkt.

Die Sechs Heilenden Laute, die Jahreszeiten, die Elemente und die Farben:

1. Der Leberlaut SHÜ – Frühling – Holz – Grün
2. Der Herzlaut KHH – Sommer – Feuer – Rot
3. Der Milzlaut HU – Spätsommer – Erde – Gelb
4. Der Lungenlaut SE – Herbst – Metall – Weiß
5. Der Nierenlaut TSUI – Winter – Wasser – Dunkelblau/Schwarz
6. Der Dreifacherwärmerlaut SCHS – ohne Jahreszeit – Feuer – ohne Farbe

Der Atem sollte frei zirkulieren.

Die Sechs Heilenden Laute können Sie wie alle Übungen des Stillen Qi Gong überall machen. Da diese Übungen jedoch meist im Stehen durchgeführt werden, empfiehlt es sich, im Garten oder auf dem Balkon an der frischen Luft zu üben. Auch brauchen Sie keine besondere Kleidung, der Atem sollte jedoch frei im Rumpf zirkulieren. Achten Sie darauf, dass die Atembewegung sich auch im Unterbauch bis zum Dammpunkt ausweitet. Der Atem fließt langsam, ruhig und ausgeglichen durch beide Nasenflügel ein und aus. Der Mund ist geschlossen, die Lippen ruhen sanft aufeinander. Am Anfang folgt das Qi der Vorstellung, später folgt die Vorstellung dem Qi.

Das Stehen

Die Füße stehen hüftbreit und parallel, Knie sind leicht gebeugt, der Rücken lang. Die Füße versinken in Ihrer Vorstellung neun Meter in der Erde (wie in weichem Lehm). Unser Gewicht liegt zu siebzig Prozent auf den Fersen. Die Zehen sind jedoch fest am Boden und heben sich nicht.

Vorbereitende Übung

Mit den Zehen drei Mal den Boden ergreifen (damit wird die Sprudelnde Quelle geöffnet).

Qi-Gong-Zustand

1. Die Drei-Punkte-Entspannung: Zwischen den Augenbrauen entspannen, die Lider senken, die Mundwinkel nach oben. Das Gesicht trägt ein leichtes Lächeln.
2. Zunge liegt am oberen Zahnrand (immer beim Einatmen, bei allen Sechs Heilenden Lauten).
3. Kinn leicht nach unten und hinten ziehen (dadurch wird der Scheitelpunkt geöffnet).
4. Die Schultern locker halten. Stellen Sie sich vor, unter Ihren Achseln befinden sich zwei Tennisbälle oder ein Luftballon oder drei lebendige Küken. Lassen Sie die Unterarme hängen und nehmen Sie die Ellbogen leicht nach außen.
5. Immer Leiste und Dammpunkt entspannen, d.h. beim Ausatmen den After bzw. Schließmuskel in Richtung Unteres Dan-Tien ziehen.
6. Gleichzeitig das Qi visualisieren sowie die Bewegungen ausführen. Aus dem Atemrhythmus ergibt sich Ihr Bewegungsrhythmus.

Üben Sie die Sechs Heilenden Laute täglich. Noch wirksamer sind die Sechs Heilenden Laute, wenn Sie sich die Zeit und Ruhe gönnen, vorher den Kleinen Energiekreislauf durchzuführen.

Der erste Heilende Laut – der Leberlaut SHÜ

Die Augen als Fenster der Leber
Leber – Frühling – Holz – Grün

Die Leber wirkt auf unsere Intelligenz und Gefühle. Sie ist das Organ für Freundlichkeit, Tatkraft, Fantasie und Offenheit. Ärger, Wut und Aggression sind Zeichen für eine geschwächte Leber. Das heißt nun nicht, dass wenn Sie sich ärgern, von einem westlichen Arzt sogleich ein Leberschaden festgestellt wird. Trotzdem hat das Ärgern einen Einfluss auf unser Leber-Qi. Und nach jahrelangem Ärgern könnte dies auch von einem westlichen Arzt diagnostiziert werden. Die Leber herrscht über Sehnen, verursacht Flecken auf den Nägeln und auf der Haut, sie reguliert die Blutversorgung und den Fluss des Qi.
Der Leberlaut ist SHÜ. Die Lippen werden leicht und breit geöffnet (Mundwinkel nach hinten gezogen, als wäre ein Blatt Papier eingespannt), die Zunge ist flach, die Außenkante der Zunge leicht nach oben gewölbt.
Das Qi steigt mit der Ausatmung von den großen Zehen, über die Innenseite der Beine, die rechte und linke Leiste nach oben und tritt bei den Augen aus.

Die Schlacken bzw. Gifte der Leber werden über die Augen ausgeschieden. Diese Verbindung von Leber und Augen mag Ihnen anfangs verwunderlich erscheinen, doch denken Sie an eine Person, die Gelbsucht hatte: Sie zeigt sich in den Augen. Wundern Sie sich auch nicht, wenn Ihnen bei der Übung Tränen aus den Augen tropfen, dies ist ein gutes Zeichen für Reinigung.

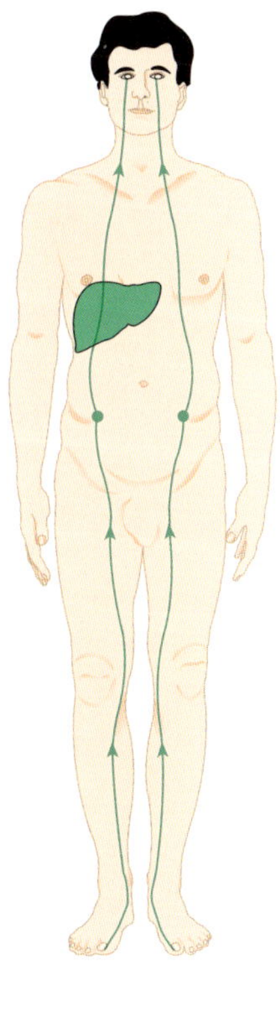

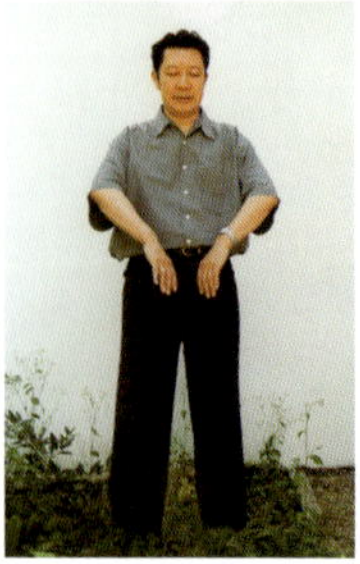

Übung

Sie stehen schulterbreit. Entspannen Sie. Atmen Sie ein, damit sich der Unterbauch weit dehnt. Das ist die Vorbereitung.

Drehen Sie beide Handrücken zueinander. Lenken Sie Ihre Achtsamkeit in Ihre große Zehe.

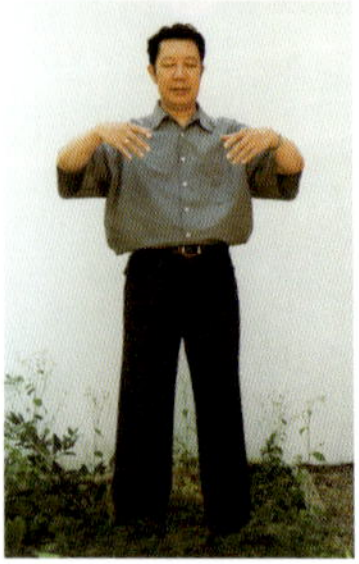

Mit dem Ausatmen bilden Sie den Laut SHÜ wie auf Seite 36 beschrieben.
Führen Sie beide Hände langsam nach oben. Visualisieren Sie dabei, wie das Qi über den Lebermeridian von der großen Zehe über die Innenseite der Beine und die Vorderseite des Unterbauchs nach oben bis in die Augen steigt.

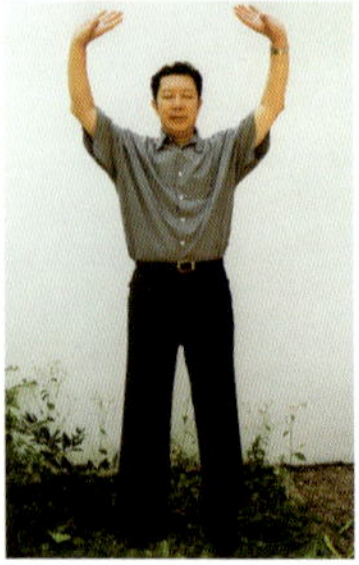

Die Hände öffnen sich in Brusthöhe nach oben außen. Öffnen Sie weit die Augen, damit verbrauchtes Qi der Leber austreten kann.
Halten Sie diese Position so lange, wie Sie mit dem Ausatmen den Laut SHÜ bilden können.

Senken Sie mit dem Einatmen langsam die Hände nach unten, die Handflächen zeigen dabei zum Körper.
Die Zunge liegt dabei am Gaumen.
Der Unterbauch wird wieder weit gedehnt.

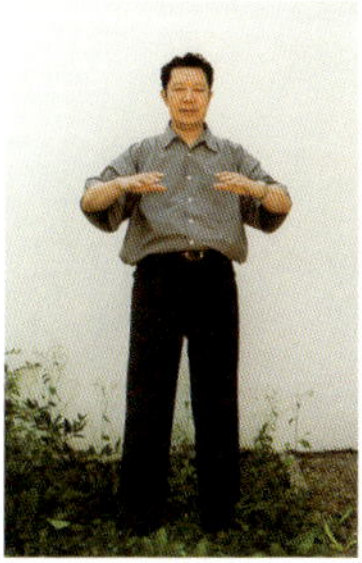

Die Arme bis an die Körperseite zurückführen.

Dann beginnen Sie von neuem. Machen Sie diese Übung sechs Mal.

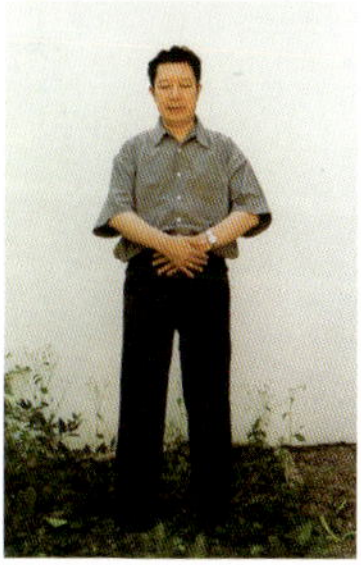

(Bei hohem Blutdruck die Arme nur bis in die Höhe der Schultern heben und beim Armesenken weisen Handflächen nach unten).

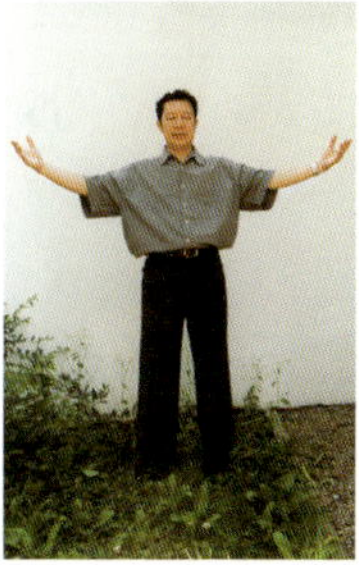

Der zweite Heilende Laut – der Herzlaut KHH

Die Zunge als Öffnung des Herzens
Herz – Sommer – Feuer – Rot

Das Herz ist das Organ, das mit Freude, Liebe, Glück, Ehre, Respekt, Aufrichtigkeit, Kreativität, Enthusiasmus, Temperament und Ausstrahlung verbunden ist. Ungeduld, Arroganz, Hektik, Launenhaftigkeit, Grausamkeit und Gewalt sind Zeichen für eine Schwäche des Herzens.

Das Herz arbeitet unaufhörlich, es schlägt 72 Mal pro Minute, 4.200 Mal pro Stunde, 102.680 Mal pro Tag. Dies erzeugt Hitze, die vom Herzbeutel, Perikardium, verteilt wird. Dass Hektik und Stress einen Einfluss auf unser Herz haben, wird deutlich, wenn man sich vergegenwärtigt, dass Herz-Kreislaufkrankheiten bei uns an erster Stelle stehen. Das Herz ist der oberste Herrscher des Körpers. Das Herz herrscht über das Blut und bestimmt die Pulse. Der Herzmeridian beginnt in den beiden Innenseiten des kleinen Fingers, verläuft über die Innenseite der Unterarme und Oberarme zum Herz und in die Zunge.

Der Herzlaut ist KHH. Der Mund ist weit geöffnet, die Zunge liegt breit im unteren Zahnbereich, die Zähne sind so weit aus-

einander, dass ein Finger zwischen die Lippen passt. Es kann kein eindeutiger Laut gebildet werden: KHH.
Dabei stellen Sie sich vor, dass der Herzbeutel über die Zunge Hitze, Ungeduld, Hektik und Arroganz abgibt.

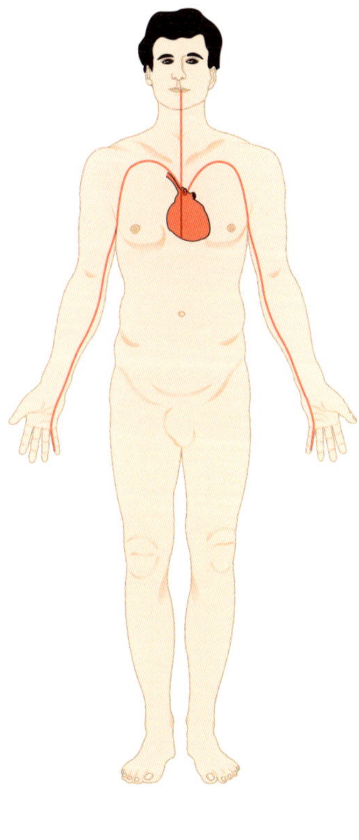

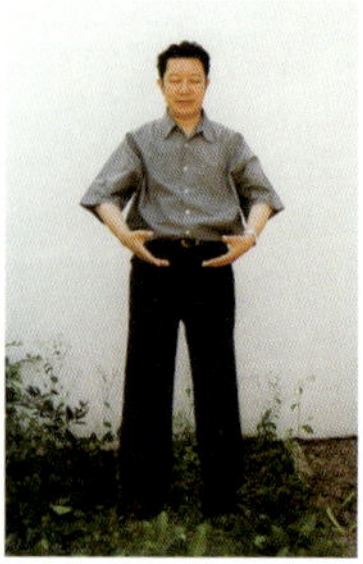

Übung

Als Übergang zur nächsten Übung atmen Sie ein und aus.
Sie stehen schulterbreit. Entspannen Sie.
Atmen Sie ein, damit sich der Unterbauch weit dehnt. Das ist die Vorbereitung.

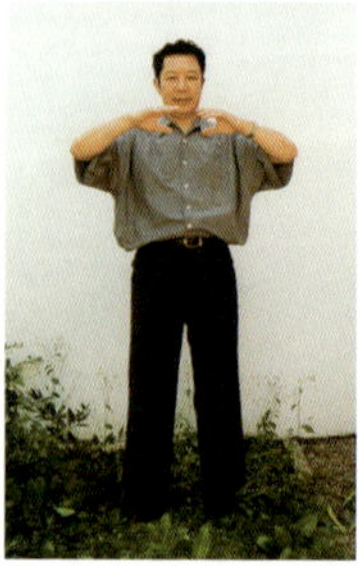

Führen Sie die Hände langsam nach oben, die Handinnenflächen zeigen zum Körper, die Finger hängen locker nach unten.
Mit dem Ausatmen bilden Sie den Laut KHH, wie auf Seite 40 beschrieben.
Visualisieren Sie dabei, wie das Qi über die Innenseite der großen Zehen, über die Innenseite der Beine, über die Leiste ins Herz steigt.

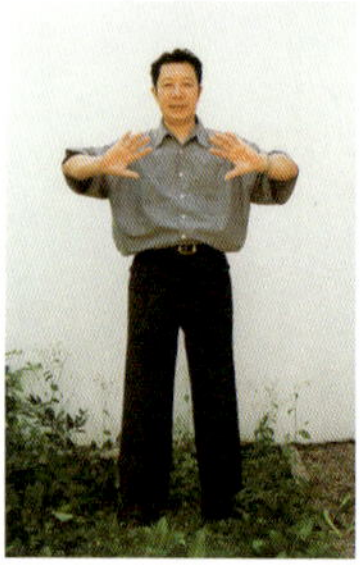

In Herzhöhe drehen Sie die Handflächen und Unterarme nach außen.
Der ganze Körper wird weit und dehnt sich.
Visualisieren Sie dabei, wie das Qi über den Herzmeridian bis in den kleinen Finger fließt.
(Beim Händedrehen ist das Qi in der Achselhöhle, am Ende im kleinen Finger.)

*Dann heben Sie die Arme bis mindestens über die Augenbrauen.
Halten Sie diese Position so lange, wie Sie beim Ausatmen den Laut KHH bilden können.
Mit dem Einatmen drehen Sie die Handflächen wieder zum Körper.*

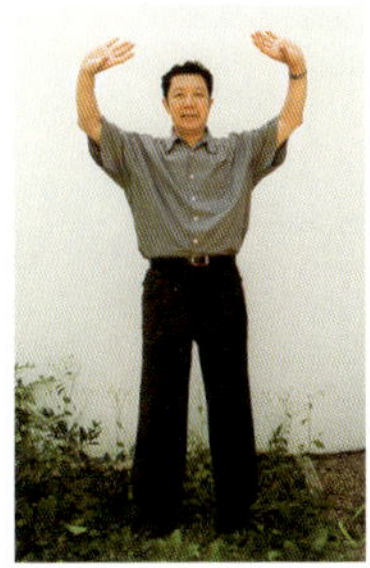

*Senken Sie die Arme langsam nach unten, bis sie locker neben dem Körper hängen.
Die Zunge liegt auf dem Gaumen. Der Unterbauch wird wieder weit gedehnt.*

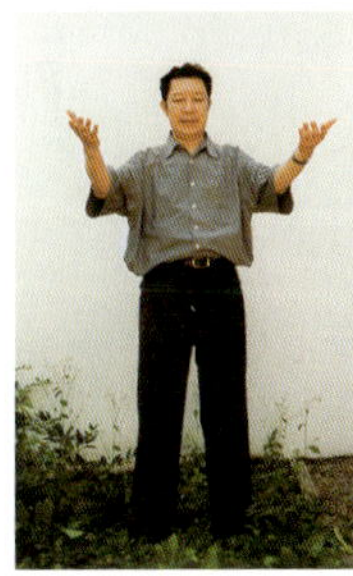

Dann beginnen Sie von neuem. Machen Sie diese Übung sechs Mal.

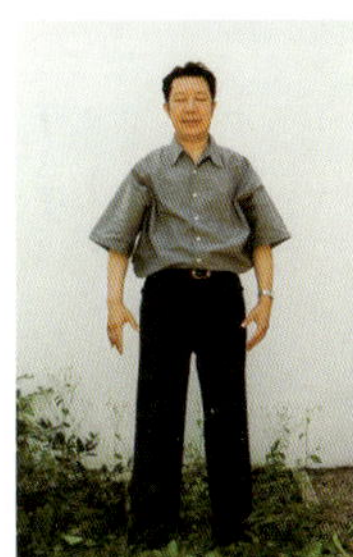

Der dritte Heilende Laut – der Milzlaut HU

Der Mund/die Lippen als Zugang zur Milz
Milz – Spätsommer – Erde – Gelb

Die Milz ist das Organ, das mit Offenheit, Mitgefühl, Zentriertsein, Musikalität und Ausgeglichenheit verbunden ist. Sorgen, Grübeln und Sentimentalität zeigen eine Schwäche der Milz.
Das Milz-Qi ist der Motor für die Verdauung. Die Milz ist verantwortlich bei Verdauungsstörungen, Übelkeit und Durchfall. Grübelnde und sich Sorgen machende Menschen sollten demnach am besten diese Gefühle in Offenheit und Mitgefühl transformieren.
Die Milz herrscht über die Verteilung der Nährstoffe im ganzen Körper, sie reguliert Kräfte und Energie. Sie ist der Herrscher über die Gliedmaßen.
Der Milzmeridian verläuft von den großen Zehen, entlang der rechten und linken Innenseite der Beine nach oben, über die Leiste zur Milz und weiter in den Mund.
Der Milzlaut ist HU. Wölben Sie die Lippen nach vorn zu einer engen Röhre, die Zunge schwebt in der Mitte des Mundes und die Zungenspitze zeigt leicht nach oben.

Stellen Sie sich vor, wie das Qi von den großen Zehen über die Innenseite der Beine in die Milz und weiter in den Mund strömt. Dort vertreiben Sie mit dem Laut HU Hitze, Nässe und Feuchte, Sorgen und Wehleidigkeit.

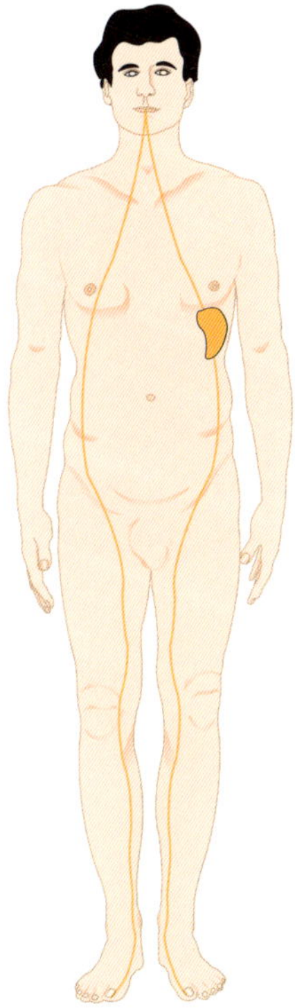

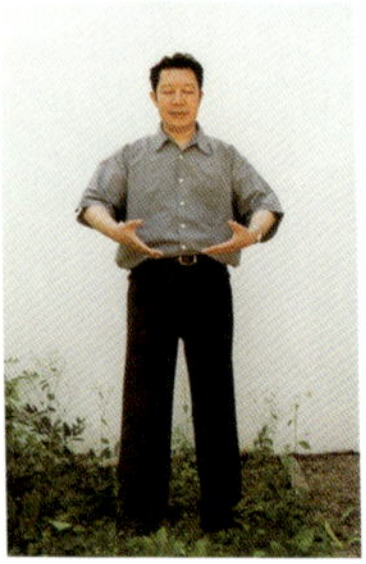

Übung

Als Übergang zur nächsten Übung atmen Sie ein und aus.
Sie stehen schulterbreit. Entspannen Sie.
Atmen Sie ein, damit sich der Unterbauch weit dehnt. Das ist die Vorbereitung.

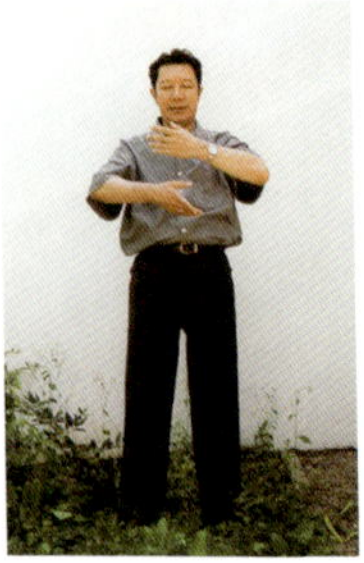

Mit dem Ausatmen bilden Sie den Laut HU, wie auf Seite 44 beschrieben.
Führen Sie beide Arme zur Körpermitte.
Die Handinnenflächen zeigen nach innen.
Gleichzeitig visualisieren Sie, wie das Qi von der großen Zehe über die Innenseite der Beine zur Milz und in die Lippen steigt.

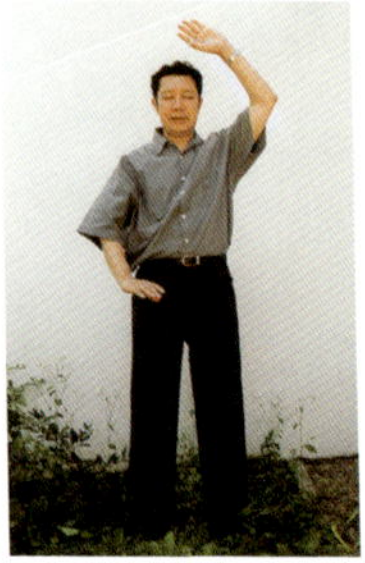

Zwischen Nabel und Brustbein trennen sich die Hände. Die linke Hand hebt sich innen an der rechten vorbei nach oben. Über der Stirn dreht sich die Handfläche nach oben. (Den Himmel stützen.)
Gleichzeitig senken Sie die rechte Hand nach unten, die Handinnenfläche wird dabei zum Boden gedreht. (Den Boden drücken.)

Der Körper wird weit und dehnt sich. Zwischen beiden Handinnenflächen fühlen Sie eine starke Verbindung. Sie nehmen währenddessen das Yang des Himmels und das Yin der Erde in Ihre Milz auf. Die Position wird so lange gehalten, wie Sie den Laut HU bilden können.

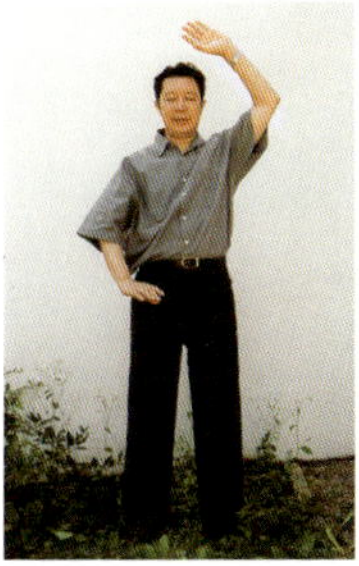

Mit dem Einatmen wird die linke Handinnenfläche wieder zum Körper gedreht und bis zum Brustbein gesenkt. Die rechte Handinnenfläche wird gleichzeitig auch zum Körper gedreht. Die Zunge liegt am Gaumen. Die Hände begegnen sich in Brusthöhe.

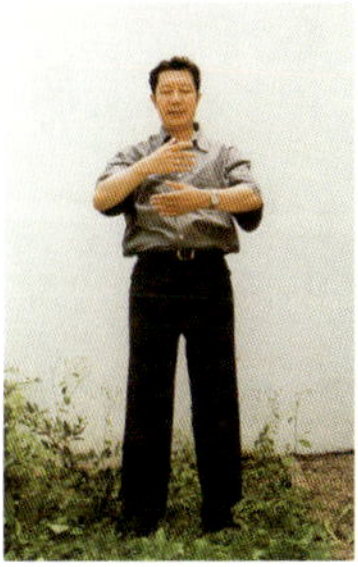

Dann wird die rechte Hand mit dem Ausatmen nach oben geführt, die linke Hand nach unten.

Dann beginnen Sie von neuem. Machen Sie diese Übung sechs Mal, drei Mal mit der rechten Hand und drei Mal mit der linken Hand.

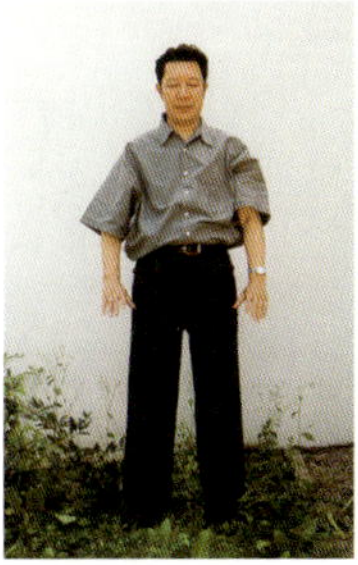

Der vierte Heilende Laut – der Lungenlaut SE

Die Nasenlöcher als Ein- und Ausgänge der Lunge
Lunge – Herbst – Metall – Weiß

Die Lunge ist das Organ, das mit Mut, Rechtschaffenheit, Anpassungsfähigkeit, Loslassen und Leere verbunden wird. Trauer, Kummer und Depression sind Zeichen einer geschwächten Lunge.
Wenn Sie sich vor einer Menschenmenge nervös fühlen, hilft der Lungenlaut, indem Sie ihn ohne Stimmeinsatz und ohne Armbewegung ausführen. Sollte der Lungenlaut Sie nicht beruhigen können, wenden Sie den Herzlaut an und lächeln Sie aus allen Poren.
Die Lunge herrscht über den Atem und den Nasenschleim. Die Lunge steht in direkter Verbindung mit Haut und Haaren.
Der Lungenmeridian verläuft von der Außenseite der Daumen, in einer geraden Linie weiter über die Unter- und Oberarme, über die so genannten Wolkenpforten (Innenseite der Schultern) zur Lunge und weiter zu den Nasenlöchern.
Der Lungenlaut ist SE. Der Mund ist leicht geöffnet, die Zähne leicht übereinander, sodass die Ausatmung an den Seitenwinkeln des Mundes strömen kann.

Stellen Sie sich vor, wie das Qi über Daumen und Arme in die Lunge und die Nasenflügel fließt. Visualisieren Sie den Lungensack (Pleura) und spüren Sie, wie die Luft aus ihm herausgedrückt wird und mit der Luft überschüssige Hitze, kranke Energie, Trauer, Kummer und Depression entweichen.

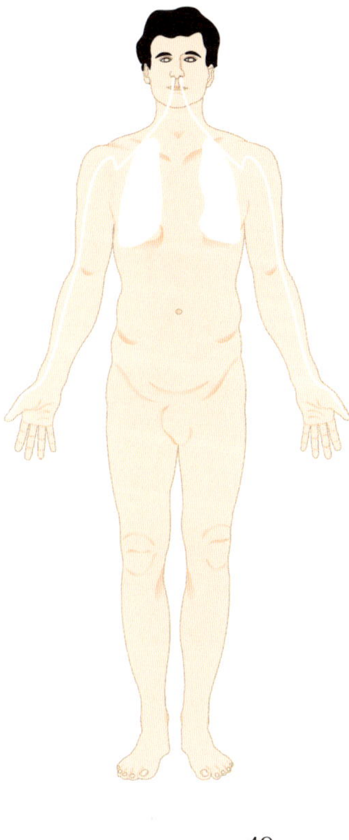

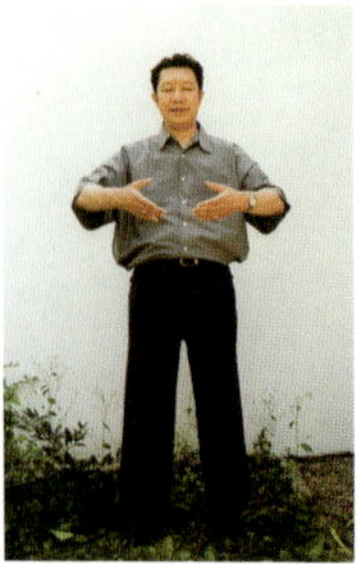

Übung

Als Übergang zur nächsten Übung atmen Sie ein und aus.
Sie stehen schulterbreit. Entspannen Sie. Atmen Sie ein, damit sich der Unterbauch weit dehnt. Das ist die Vorbereitung.

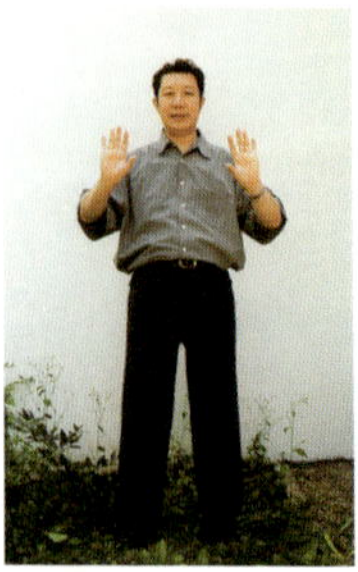

Mit dem Ausatmen bilden Sie den Laut SE, wie auf Seite 48 beschrieben.
Heben Sie beide Hände bis zur Lunge. Die Handinnenflächen zeigen zum Körper, die Finger hängen nach unten.
Gleichzeitig visualisieren Sie, wie das Qi von der großen Zehe über die Innenseite der Beine zur Lunge und in die Nasenlöcher steigt. Ebenso vom Daumen über die Yin-Yang-Seite der Arme zur Lunge.

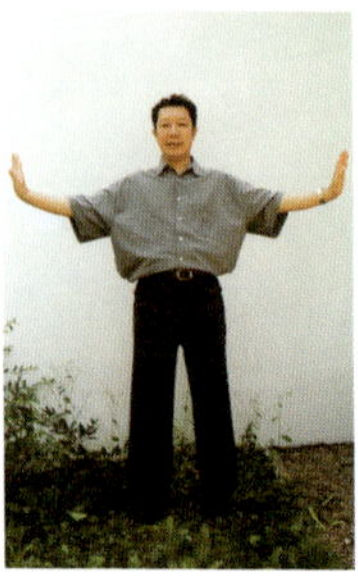

Auf Höhe der Lunge werden die Handinnenflächen nach vorn und außen gedreht, die Finger zeigen nach oben (Handfläche nach oben abgewinkelt).
Die Arme werden zur Seite hin nach außen gestreckt. Der Körper wird weit und gedehnt. Die Übung wird so lange gehalten, wie Sie den Laut SE bilden können.

Beim Einatmen werden die Handflächen gedreht. Vor der Lunge drehen sie sich zum Körper und …

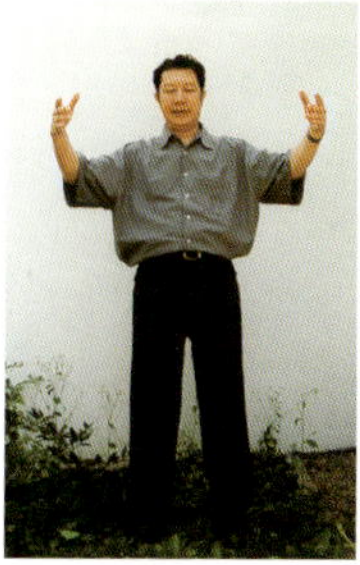

… werden wieder nach unten geführt. Die Zunge liegt am Gaumen.

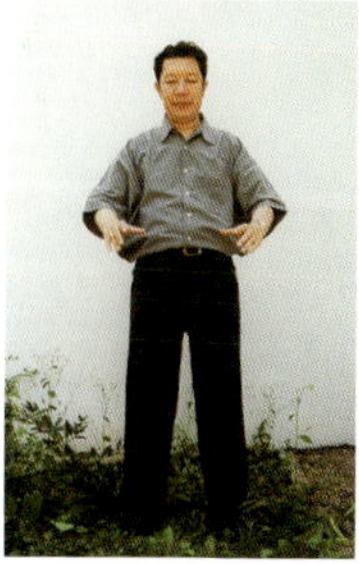

Beginnen Sie von neuem. Machen Sie diese Übung sechs Mal.

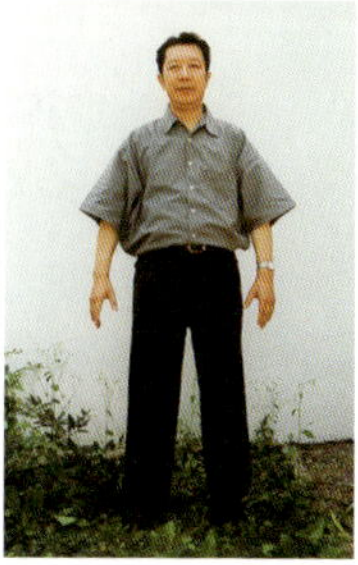

Der fünfte Heilende Laut – der Nierenlaut TSUI

Die Ohren als Öffnung der Niere
Niere – Winter – Wasser – Dunkelblau/Schwarz

Die Niere ist das Organ der Sanftheit, der Stille, der Wachheit und Gelassenheit. Furcht, Schrecken und Stress sind Zeichen für eine geschwächte Niere.
Die Niere wird im Besonderen der Lebenskraft zugeordnet und steht deshalb in engem Zusammenhang zur Müdigkeit sowie zur Sexualität. Rückenschmerzen zeugen auch oft von einer Nierenschwäche, ebenso Schwindel und Ohrensausen.
Leiden Sie unter Müdigkeit, sollten Sie für den Nierenlaut mehr Zeit aufwenden.
Die Nieren herrschen über Knochen und Knochenmark. Wille und Geschicklichkeit eines Menschen haben ihre Ursache im Zustand der Nieren.
Der Nierenlaut ist TSUI. Die Lippen werden leicht und breit geöffnet (Mundwinkel nach hinten gezogen, als wäre ein Blatt Papier eingespannt), die Zunge ist flach, die Außenkante der Zunge leicht nach oben gewölbt wie beim Leberlaut. Stellen Sie sich vor, wie das Qi von der Sprudelnden Quelle über die Innen-

seiten der Beine zu den Nieren und weiter zu den Ohren strömt. Sie spüren, wie sich Ihre Nierengegend durch das Üben warm, kräftig und vital anfühlt. Sie haben spürbar mehr Lebensenergie und Ihre Müdigkeit wird bald kein Thema mehr für Sie sein.

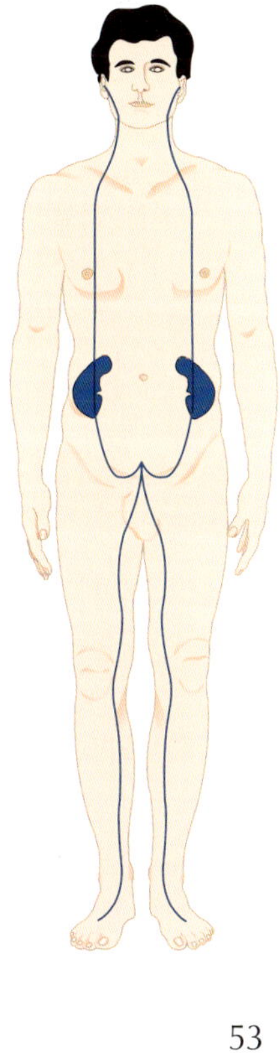

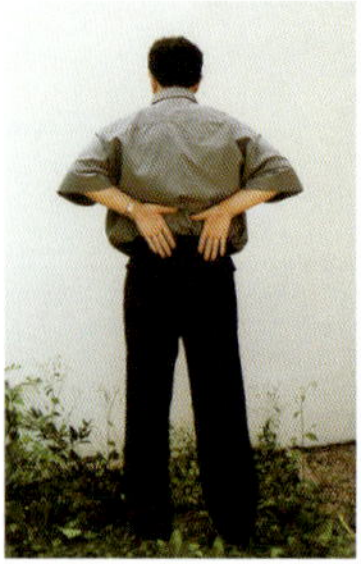

Übung

Als Übergang zur nächsten Übung atmen Sie ein und aus.
Sie stehen schulterbreit. Entspannen Sie. Atmen Sie ein, damit sich der Unterbauch weit dehnt. Das ist die Vorbereitung.

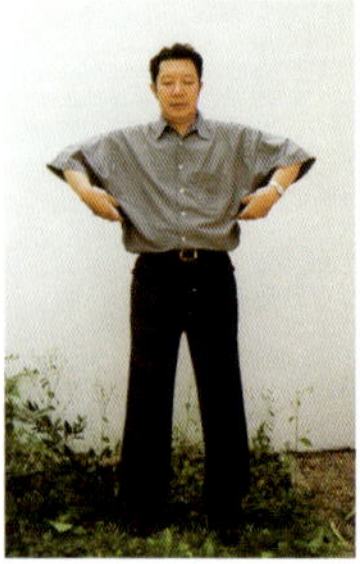

Mit dem Ausatmen bilden Sie den Laut TSUI, wie auf Seite 52 beschrieben.
Visualisieren Sie, wie das Qi von der Sprudelnden Quelle über die Innenseite der Beine zur Niere und über die Ohren in die Mittelfinger fließt.
Führen Sie beide Handrücken an Ihrer Lendenwirbelsäule zusammen. Die Handrücken zeigen zum Körper, Finger hängen nach unten.

In einer kreisförmigen Bewegung werden die Handrücken über die Nieren nach vorn geführt. Ihre Arme bilden einen Kreis, die beiden Mittelfinger zeigen zueinander. Gleichzeitig gehen Sie leicht in die Knie. Dann senken Sie die Arme und richten sich wieder auf.

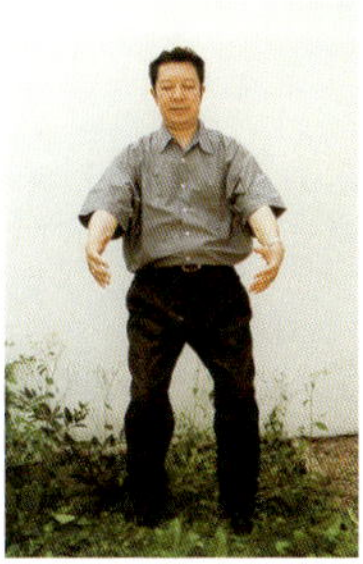

Halten Sie diese Position so lange, wie Sie den Laut TSUI bilden können. Dann erst atmen Sie ein. (Die Geschwindigkeit ergibt sich durch die Länge Ihres Atmens.)

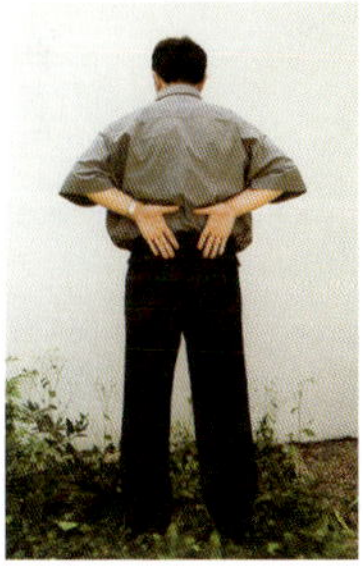

Beginnen Sie von neuem. Machen Sie diese Übung sechs Mal.

Der sechste Heilende Laut – der Dreifacherwärmerlaut SCHS

Dreifacherwärmer – ohne Jahreszeit – Feuer – ohne Farbe

Der Begriff Dreifacherwärmer bezieht sich auf die drei Energiezonen des Körpers: die obere Zone (Kopf), die mittlere Zone (Rumpf, Arme, Hände), die untere Zone (Unterbauch mit Sexualorganen und Beinen). Er sorgt für den Ausgleich zwischen Hitze und Kühle und ist wie eine Art Kapitän für die Steuerung des Organ-Qis. Er wirkt auf Leber, Nieren, Milz, Herz und Lunge. Er reguliert den Blutdruck, die Atmung, die Verdauung und die Ausscheidung. Darüber hinaus löst er Blockaden in den oben erwähnten Organen und den damit verbundenen Meridianen. Er fördert die Entgiftung von verbrauchtem Qi, sodass der Körper mit frischem Qi aufgefüllt und erneuert werden kann. Der gesamte Organismus wird lebendiger und vitaler und kann sich durch regelmäßiges Üben täglich mehr und mehr regenerieren. Der Dreifacherwärmer ist für das Zusammenspiel aller Organe sehr wichtig. Der Laut des Dreifacherwärmers ist SCHS. Die Zunge ist leicht nach unten gebogen, die Zähne locker übereinander, der Atem strömt hauptsächlich aus den Mundwinkeln.

Stellen Sie sich vor, wie das Qi von der vierten Zehe über die Innenseiten der Beine und die Außenseiten des Brustkorbs und über die Außenseiten der Arme in die Ringfinger strömt und damit für Ausgleich und Balance in den Organen sorgt.

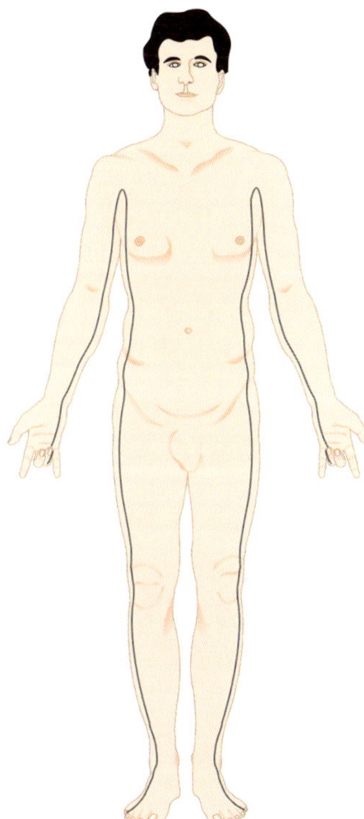

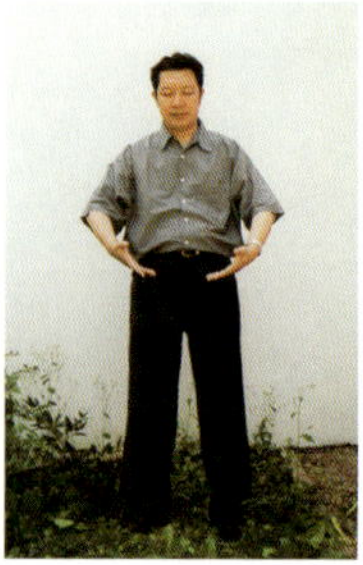

Übung

Als Übergang zur nächsten Übung atmen Sie ein und aus.
Sie stehen schulterbreit. Entspannen Sie.
Atmen Sie ein, damit sich der Unterbauch weit dehnt. Das ist die Vorbereitung.

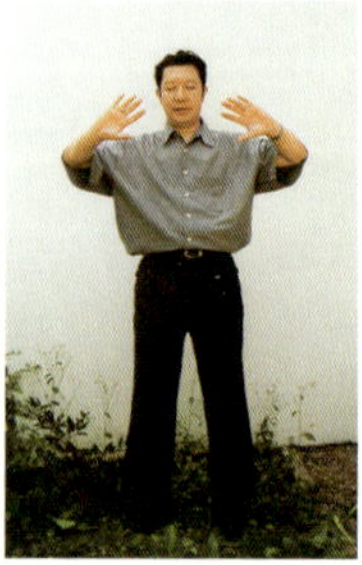

Führen Sie die Hände langsam nach oben, die Handinnenflächen zeigen zum Körper, die Finger hängen locker nach unten.
Mit dem Ausatmen bilden Sie den Laut SCHS, wie auf Seite 56 beschrieben.
Visualisieren Sie dabei, wie das Qi von der vierten Zehe über die Außenseite der Beine, über die Außenseite der Rippen, durch die

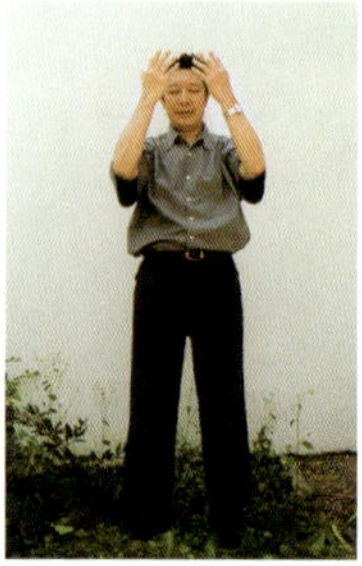

Achselhöhle, über den Ellbogen in die Ringfinger strömt.
In Herzhöhe drehen Sie die Handflächen und Unterarme nach vorn und oben über den Kopf hinaus.
Der ganze Körper wird weit und dehnt sich.
Halten Sie diese Position so lange, wie Sie beim Ausatmen den Laut SCHS bilden können.

Mit dem Einatmen drehen Sie die Handflächen wieder zum Körper.
Senken Sie die Arme, die Handflächen treffen sich vor dem Gesicht, die Finger zeigen zum Himmel. Streichen Sie über die Rippen, über die Außenseite der Oberschenkel nach unten, bis die Arme locker neben dem Körper hängen.

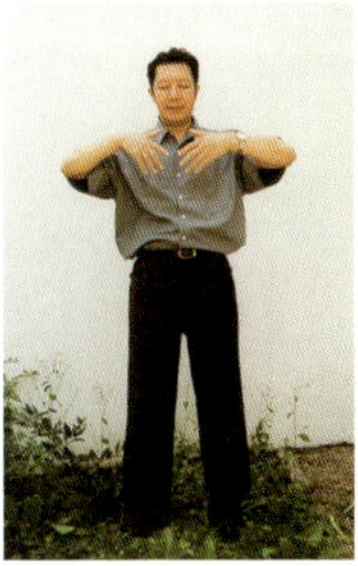

Die Zunge liegt auf dem Gaumen. Der Unterbauch wird wieder weit gedehnt.

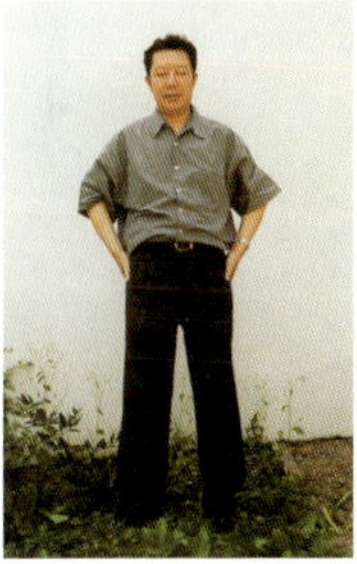

Beginnen Sie von neuem. Machen Sie diese Übung sechs Mal.

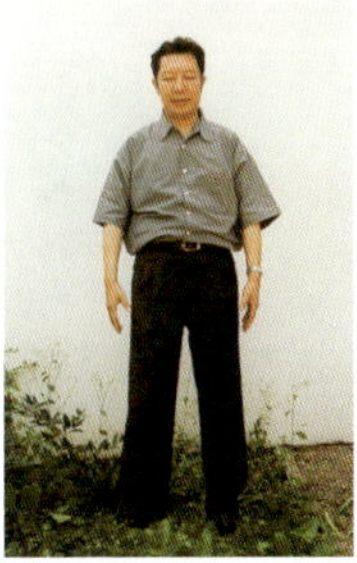

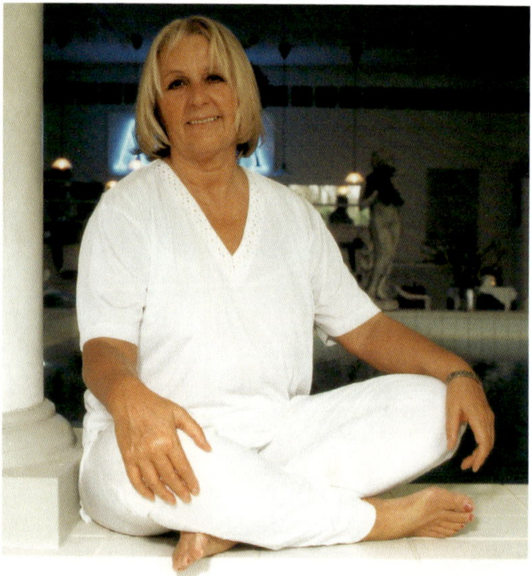

Inka Jochum unterrichtet seit dreißig Jahren Atemtherapie, Autogenes Training, Yoga, Tai Chi und Qi Gong. Nach zwölf Jahren Unterricht als Sportlehrerin leitete Sie über zwanzig Jahre das Gesundheitszentrum Aquilea in München. Sie ist auch Dozentin für angehende Gymnastiklehrer und gibt regelmäßig Qi-Gong-Kurse an der Volkshochschule und fortlaufende Kurse im Gesundheitszentrum. 1984 gründete sie die Gesellschaft zur Erhaltung tibetischer Kultur und Medizin (DANA e.V.), 1994 das Institut für Tibetische Medizin ITM in München. Kurse über Inka Jochum, Gesundheitszentrum Schwabing, Rheinstraße 5, 80803 München, Tel.: 0 89 / 39 48 57.

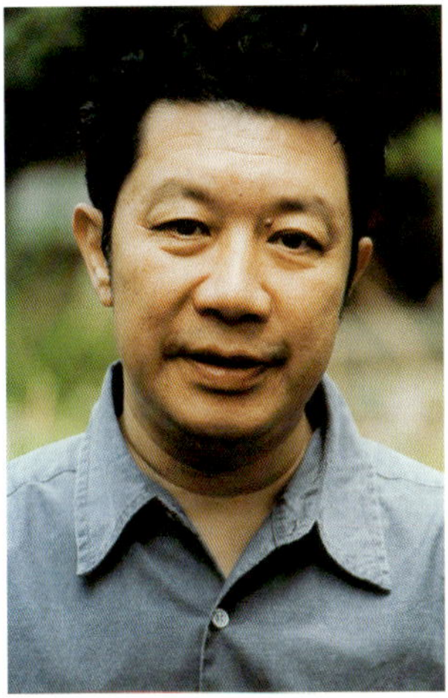

Meister Zhi Chang Li wurde 1942 in Beijing geboren. Bereits als Sechsjähriger lernte er von seinem Großvater Qi Gong, Kung Fu und Tai Chi Chuan. Sein Großvater besaß eine der größten Apotheken in Hoahot und führte ihn früh in die Geheimnisse der chinesischen Medizin und Heilkünste ein. Meister Li erreichte während seiner gesamten Ausbildung in chinesischer Medizin und Qi Gong elf verschiedene Meisterschaften. Meister Li arbeitete 21 Jahre lang als Akupunkturarzt in Beijing. 1988 kam er nach Deutschland und unterrichtet Qi Gong in seinem Institut in München und in Seminaren in Deutschland, Österreich und in der Schweiz. Er bildet auch Qi-Gong-Lehrer aus. Qi-Gong-Zentrum München, Karl-Marx-Ring 41, 81735 München, Tel.: 089/ 69 34 10 02.

Dieses Buch widme ich Meister Zhi Chang Li und seiner Frau Choulan und allen, die mich bei der Organisation von Qi-Gong-Kursen unterstützt haben, im Besonderen Susanne Kahn-Ackermann, Rita Fischer, Dorothee Schweisfurth und Dr. Franz-Theo Gottwald.
Ohne die immense Vorarbeit meiner Kollegin und Freundin Marusha Magyarosy wäre dieses Buch nicht entstanden.

Besuchen Sie uns im Internet unter www.nymphenburger-verlag.de

14. Auflage 2005

Schutzumschlagillustration: Christine Braig, München
Fotos Innenteil: Wolfgang Lischka
Zeichnungen: Anneli Nau, München
Satz: Walter Typografie & Grafik, Würzburg
Gesetzt aus: 10/14 Optima
Druck und Binden: Offizin Andersen Nexö, Leipzig
Printed in Germany
ISBN 3-485-00896-6